便秘　潰瘍性大腸炎　肥満　糖尿病

キウイを食べると腸が健康になる！

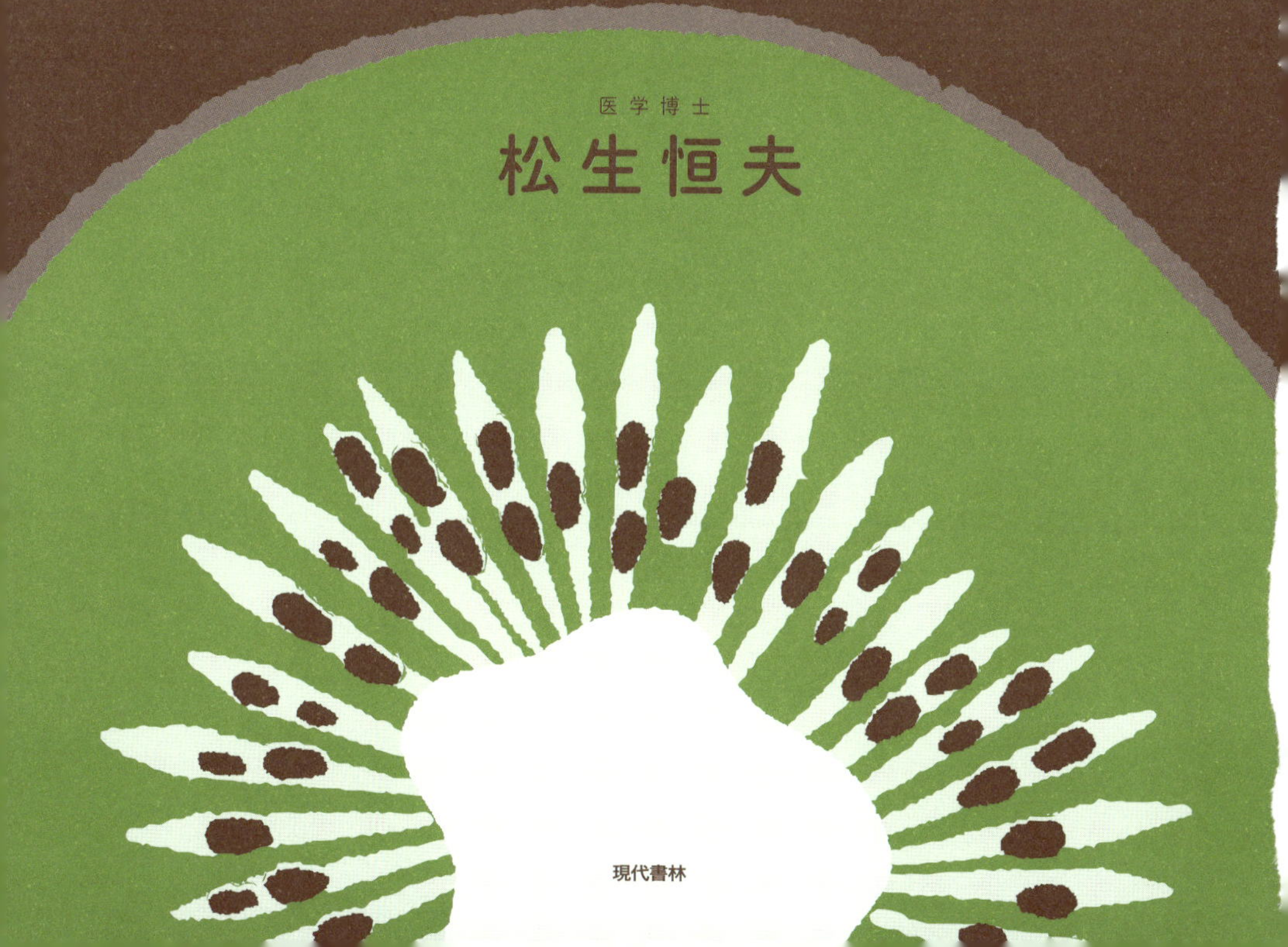

医学博士
松生恒夫

現代書林

はじめに

キウイフルーツが腸にいいって知っていましたか？

ビタミンCなどの栄養素が豊富に含まれた、健康にいいフルーツ、というイメージはもっておられたかもしれませんね。

消化器内科医として4万人の大腸内視鏡検査を施術してきた私が、キウイフルーツで注目する成分は、食物繊維です。キウイフルーツには腸の健康にいい食物繊維が豊富に含まれているからです。

食物繊維には、水に溶ける「水溶性食物繊維」と、水に溶けない「不溶性食物繊維」があります。

食物繊維を含む他の食材では、不溶性食物繊維の割合が多いことがほとんどです。不溶性食物繊維と水溶性食物繊維の割合は、4対1といったところでしょう。

ところがキウイフルーツの場合、不溶性食物繊維2に対して、水溶性食物繊維1の割合で食物繊維が含まれています。つまり水溶性食物繊維が非常に多く含まれているのです。

その水溶性食物繊維ですが、腸内で酪酸という物質を増やします。

この酪酸が、いま注目を浴びている成分なのです。

酪酸に期待されている健康効果を挙げてみましょう。

- **腸内環境をよくする効果**
- **潰瘍性大腸炎などの腸の病気を改善する効果**
- **アレルギー性疾患や自己免疫疾患を抑制する効果**
- **肥満を防ぐ効果**
- **血糖値をコントロールする効果**

詳しくは、Ｐａｒｔ２をご覧ください。キウイフルーツがいかに健康にいいフルーツなのか、ご理解いただけるはずです。

本書で私がおすすめしているキウイフルーツの食べ方は、朝食にキウイフルーツを摂ることです。

朝にキウイフルーツとバナナやリンゴといった他のフルーツと一緒に摂ることで、塩分がゼロで低カロリーの食事となります。さらに、食物繊維リッチで抗酸化物質リッチです。

また、テレビで私が紹介して話題となったキウイフルーツの食べ方、「オリーブ・キウイ」も本書でご紹介しました。

キウイフルーツには食物繊維が豊富に含まれているだけではありません。

17種類の栄養素がどれだけ含まれているかを比較した栄養素充足率スコアでも、キウイフルーツはトップクラスです。ビタミンはもちろん、カリウムやアクチニジンなどを含む、高栄養でバランスのいい果物なのです。

毎日の食事に、手軽にキウイフルーツを摂り入れていただき、腸から健康になっていただければ、腸の専門家として、これほどうれしいことはありません。

２０１９年5月

松生恒夫

もくじ

Part 1
腸を健康にするには、なぜヨーグルトよりキウイがよいのか？

Part 2 腸を健康にする、いま注目の酪酸とは？

Part 3

腸を元気にするキウイの食べ方

Part 4 食物繊維と酪酸だけじゃない！キウイが健康にいい理由

Part 5 腸が元気になる生活習慣のコツ

Part

1

腸を健康にするには、なぜヨーグルトよりキウイがよいのか？

腸の健康のために、ヨーグルトを摂っている人は要注意！

腸を守る食材といえば、ヨーグルト。

そう思い浮かべる方は多いのではないでしょうか。

現代の日本人のなかで、その認知度はおそらくNo・1でしょう。スーパーマーケットやコンビニエンスストアに行けば「ヨーグルトで腸内環境を整えましょう」とばかりに、どの店に行ってもヨーグルトのコーナーが大きくとられています。

私のクリニックに来院する高齢者の患者さんに話を聞いても、「腸にいいから」という理由で、ヨーグルトを大量に摂っている人は相当数いらっしゃいました。

確かに軽い便秘の時、ヨーグルトを比較的多めに摂ると、排便状況が改善することがあります。

さまざまなブランドが強くPRしているように、ヨーグルトには腸内フローラ（腸内細菌叢）を整える力がある程度認められているからです。

ところが、ちょっと重い便秘となると、ヨーグルトを摂ってもまったく症状が改善しないことがあります。

特に高齢者の腸の不調や便秘の場合は、マイナスに働いてしまうことさえあるのです。

というのもヨーグルトには乳脂肪分が豊富に含まれているからです。

乳脂肪分の過剰摂取は血中に悪玉コレステロールを増やします。そればかりか脂質代謝異常症や高コレステロール血症を発症させ、薬を飲み続けることを余儀なくされることさえあるのです。

腸の健康を守るのにヨーグルトは効果がない、というつもりはありません。

ただヨーグルトさえ摂っていれば、どんな人の腸も元気になるというわけでもないのです。

特に高齢者の場合は、ということは知っておいてほしいと思います。

ヨーグルトがキウイより、腸によい理由！

では、腸の健康のために私たちは何を摂るべきなのでしょう。

私がおすすめするのはキウイフルーツです。


一つ例を挙げましょう。

私のクリニックに通院中の患者さんのなかで、下剤をちょっと服用すると下痢になりやすいし、かといってまったく服用しないと排便が困難になってしまうという方がいました。

そこで、朝食時に他の食べ物を減らし、3個のキウイフルーツを摂取することをすすめてみたところ、硬かった便が通常便になったそうです。

排便もしやすくなり、いまでは下剤をほとんど服用しなくても排便が可能になったそうです。

この方の場合、いくらヨーグルトを摂っても、あまり効果が現れませんでした。

もちろんキウイフルーツとヨーグルトでは、腸に働きかける作用がまったく異なります。

ですから、同一線上で論議することは困難で、一方的にどちらがよいとはいえません。

ただこの方の場合は、**キウイフルーツのもつ食物繊維、なかでも水溶性食物繊維が効果的**に作用したものと考えられます。


キウイフルーツは、脂質代謝異常症を起こす心配もありませんし、スーパーマーケットに行けば簡単に買うことが可能です（ただしキウイフルーツは果実なので、糖尿病の人には過量摂取は注意すべきかもしれません）。

このようにおいしくて腸や全身によいキウイフルーツを日常的に摂り入れて、健康を手に入れる方法を本書ではお伝えしていきます。

キウイフルーツはダントツで、高栄養価でバランスのよい果物

キウイフルーツは、どんな植物なのでしょうか。

キウイフルーツは、マタタビ科マタタビ属に分類される植物の果実です。20世紀になってからニュージーランドで栽培植物化され、私たちの食卓に並ぶようになりました。

世界的な生産量を見ると、1位はイタリアで45万トン、2位がニュージーランドで31万トン、3位がチリで17万トンとなっています。

日本でもたくさん生産されており（世界6位3・2万トン）、愛媛県が生産量1位です。

ちなみに9月1日は、9月《キウ》1日《イ》ということで「キウイの日」に制定されています。

食べておいしいだけでなく、キウイフルーツにはさまざまな栄養素がバランスよく含まれています。

次の図は栄養素充足率スコアと呼ばれるもので、数値が高ければ高いほど、さまざまな

主要フルーツの栄養素充足率スコア

グリーンキウイ	10.6	レモン	5.1
ゴールドキウイ	15.1	ブルーベリー	5.1
イチゴ	9.3	もも	3.3
バナナ	8.1	リンゴ	1.8
かき	7.6	すいか	3.4
みかん	6.5	ぶどう	1.9
メロン	5.5	梨	1.9

栄養素がバランスよく高密度に含まれていることを表しています。

キウイフルーツは主要なフルーツのなかでも、頭抜けて高栄養でバランスのいい果物といえるでしょう。

キウイに豊富に含まれる食物繊維が、腸を健康にしてくれる

なかでも特徴的なのは食物繊維です。

食物繊維は腸の健康に欠かせない栄養素であり、現代の日本人に不足している成分の一つでもあります。

また、キウイフルーツには可食部100gあたり、ゴールドキウイで1・4g、グリーンキウイで2・5gもの食物繊維が含まれています。

次の表を見てもわかるようにキウイには腸を元気にする食物繊維が豊富に含まれているのです。

食物繊維には大きく分けて水溶性食物繊維と不溶性食物繊維があります。

食物繊維含有量（可食部100gあたり）

グリーンキウイ	2.5g
ゴールドキウイ	1.4g
みかん	1.0g
バナナ	1.1g
リンゴ	1.4g
ぶどう	0.5g

出典：日本食品標準成分表2015年版（七訂）

水溶性食物繊維は体内に入ると粘り気の強いゲル状になり、残渣を柔らかくし、コレステロールや食物のなかの有毒物質を吸収して、その後便と一緒に体外へ排泄されます。つまり硬便を普通便や軟便にする作用があるのです。

そのため、コレステロールの増加を抑える効果もあります。

いっぽう不溶性食物繊維は便の元になります。水分を吸収する作用が強く、胃や腸のなかで数倍から数十倍に大きく膨らむのです。

不溶性食物繊維によって刺激された腸は活発に動き始め、早くスムーズな排便

2つの食物繊維の生理作用の違い

生理作用	水溶性	不溶性
そしゃく時間	短くなる	長くなる
胃内滞留時間	長くなる	やや長くなる
胃内pHの変化	低下する	変化なし
胆汁酸・コレステロールの排泄	多くなる	変化なし
発酵性	広範囲で高い*	限定的で低い
便の重量	軟便にする	増加させる
食後血糖値	上昇抑制	変化なし

* 発酵性:酪酸の産生しやすさ。水溶性食物繊維のほうが酪酸が産生しやすい

を促します。便の量を増やして定期的なお通じを助けてくれるのです。

ところで水溶性食物繊維も不溶性食物繊維も主として便として排泄されますが、その一部は大腸内で発酵して善玉菌のエサになり、分解されて短鎖脂肪酸（酢酸、酪酸、プロピオン酸）になります。

なかでも酪酸は、大腸や小腸を動かすエネルギー源としても使われます（酪酸は大腸で一番目、小腸で二番目のエネルギー源です。ちなみに小腸のエネルギー源の一番目は、アミノ酸の一種であるグルタミンです。グルタミン酸ではありません。このグルタミンは、リンパ球の栄養分でもあります）。

つまり、食物繊維をとらないと私たちの腸はその力を十分に発揮できないのです。

キウイが腸にいい理由は、食物繊維が2対1の割合で含まれるから

これら2つの食物繊維は、どちらか一方だけでなくバランスよく摂ることが大切です。

食物繊維といえば、芋類や野菜が思い浮かぶでしょう。たしかにこれらの食物には食物繊維が多く含まれています。

ただし不溶性食物繊維の割合が多い傾向があることには注意しなければなりません。

特に高齢者の場合は、不溶性食物繊維を多く摂ると硬便となりやすいのです。腸の働きが落ちてきているからです。

そうなると便秘がますますひどくなっていくばかりです。

では、どんなバランスで食物繊維を摂ればいいのでしょう。

長年患者を診てきた経験から私は**不溶性食物繊維2に対して、水溶性食物繊維1がベストバランス**であることを発見しました。

キウイフルーツの食物繊維の量

	グリーンキウイ	ゴールドキウイ
食物繊維総量（g）	2.5	1.4
水溶性食物繊維（g）	0.7	0.5
不溶性食物繊維（g）	1.8	0.9

自然界にある食材の多くは、比率として不溶性食物繊維の含有率が高い（およそ不溶性食物繊維4：水溶性食物繊維1）傾向にあります。

しかし、**キウイフルーツには上の表のようにほぼ2対1のバランスで食物繊維が含まれています。**

1日あたりの摂取量として推奨される食物繊維の量は、成人男性で20g以上、成人女性で18g以上とされています。それに対して、実際に私たちが摂取している食物繊維の量は14g程度だといわれています。

キウイフルーツでバランスよく食物繊維を摂って、腸の健康をこころがけたいものです。

私が学会で発表した、「水溶性食物繊維が腸にいい」という研究内容

ちなみに手前味噌な話ですが「水溶性食物繊維が腸に効く」という事実は、2001年に私がポリデキストロースの効果について日本食物繊維学会誌で発表するまで、誰にも知られていませんでした。

ポリデキストロースは水溶性食物繊維の一種です。私は慢性便秘症の患者23名（男性7例、女性16例）に、ポリデキストロース7gを含有する飲料水100㎖を30日間摂取してもらい、摂取前後の排便状況、便の形状、腹部症状、下剤服用状況などを調べました（なお本調査はヘルシンキ宣言に則って施行しました）。

その結果、便秘、硬便、排便回数などに関してポリデキストロース摂取後に改善が見られました。また、下剤の一種である酸化マグネシウム服用量がポリデキストロース摂取前

の2・5g/日より、摂取後の2g/日へと有意に減少することがみられました。

このように水溶性食物繊維であるポリデキストロース7gを30日間摂取してもらった慢性便秘症の患者さんでは、自覚症状や日常生活の質(QOL)、下剤服用状況などにおいて改善が認められたのです。

これらの作用は、ポリデキストロースと酸化マグネシウムの相乗作用によって腸内環境が改善した結果によると考えられます。

日本人の1日の食物繊維の平均摂取量は約14gといわれています。

もし14g全体を不溶性食物繊維と仮定し、これに対して水溶性食物繊維(ポリデキストロース7g)を追加摂取すると排便状況が改善することから、不溶性食物繊維と水溶性食物繊維をおおよそ2対1の割合で摂取することが最適だと気づいたのです。

食物繊維だけでなく、キウイには健康になる栄養素がたっぷり

さて食物繊維と並んでお腹の健康をサポートしてくれるのが、タンパク質分解酵素アクチニジンです。

詳しくはあとでお話ししますが、肉類や穀物、乳製品などタンパク質を含んだ食品の消化を助けてくれます。

食後の胃もたれや胸焼けは不快なもの。これは胃や腸などの運動や消化酵素の活性が低下することによって起こると考えられています。

キウイフルーツを食べることで、そうした症状の軽減も期待できます。

また、キウイフルーツには果肉が緑色のグリーンキウイと、黄色のゴールドキウイがありますが、食物繊維以外も、栄養素の構成比率が若干違います。

グリーンキウイはアクチニジンが多く含まれており、ゴールドキウイにはビタミンCが

キウイフルーツ100gあたりの栄養素含有量

	グリーンキウイ	ゴールドキウイ
エネルギー量（kcal）	53	59
ビタミンC（mg）	69	140
カリウム（mg）	290	300
マグネシウム（mg）	13	12

多く含まれています。


ビタミンCの1日所要量は100mg。

つまりゴールドキウイ1個またはグリーンキウイ2個で、1日に必要なビタミンCを補給できることになります。

毎日キウイフルーツを食べることが、日々の健康にもつながっていくのです。

Part

2

腸を健康にする、いま注目の酪酸とは？

キウイが「腸にいい」と注目される理由は、酪酸にあった

キウイには、食物繊維が豊富に含まれ、不溶性食物繊維2に対して、水溶性食物繊維1という比率であることはお伝えしました。

キウイには水溶性食物繊維が含まれる割合が、他の食材と比べても多いのです。

この水溶性食物繊維と深く関係するのが、酪酸という物質です。

酪酸の説明をしていく前に、酪酸の効果を最初に紹介しましょう。

1 腸内フローラをよくして、整腸する効果

2 潰瘍性大腸炎などの腸の病気の改善効果

3 制御性T細胞（Tレグ）の増殖を促すことで、アレルギー性疾患や自己免疫疾患を抑制する作用

40 肥満細胞の増加を抑制し、肥満を防ぐ効果

50 インクレチンに作用して、血糖値をコントロールする作用（短鎖脂肪酸）

さて、酪酸は、短鎖脂肪酸の一種です。

脂肪酸は炭素と水素と酸素からなる物質で、植物油や動物脂肪の主な構成成分です。炭素の結合数によって、短鎖脂肪酸、中鎖脂肪酸、長鎖脂肪酸に分類されます。

たとえばリノール酸、ＤＨＡ、ＥＰＡなどは長鎖脂肪酸で、ココナツオイルに含まれるパルミチン酸は中鎖脂肪酸です。短鎖脂肪酸には、酪酸、酢酸、プロピオン酸があります。

脂肪酸のなかに酢酸（酢の主成分）が入っているのを、不思議に思われる方がいるかもしれません。しかし酢酸はれっきとした脂肪酸の一種です。

酪酸や酢酸はリノール酸などに比べて炭素の結合数が少ないため、結果として脂肪の性質よりも酸の性質が強く出ているのです。

酪酸は、腸が元気でいるために必要な物質

酪酸は大腸においては第一のエネルギー源であり、小腸においてもアミノ酸の一種であるグルタミンに次ぐエネルギー源になります。

腸が元気に活動するには欠かせない物質といえますが、実は口から摂取しても腸内に到達させることはできません。

酪酸を腸内に届けるには体内で作る必要があるのです。

では短鎖脂肪酸というのは、どのようにして体内で作られるのでしょうか。

人間の腸内にはさまざまな細菌が常在しています。

なかでも、嫌気性菌（酸素を嫌う菌）と呼ばれる菌は、食物繊維を発酵させ、単糖類と短鎖脂肪酸に分解する性質を持っています。

この働きによって短鎖脂肪酸は体内に生成されるのです。

短鎖脂肪酸は、腸内の酸性度を高めるので悪玉菌が棲みにくくなり、乳酸菌やビフィズス菌といった善玉菌を増加させます。

その結果、腸内フローラ（腸内細菌叢）のバランスがよくなって、腸は健康になるというわけです。

ちなみに腸から吸収された短鎖脂肪酸の一部は、大腸上皮細胞によって消費され、残りの大部分が肝臓で代謝されます。

とりわけ酪酸は、大部分が大腸上皮細胞のエネルギー源として、残りは肝臓で脂肪合成の基質として利用されるのです。

プロピオン酸も、大腸上皮細胞のエネルギー源として使用されますが、使われるのは50％ほど。残りは肝臓で脂肪合成の基質となります。

短鎖脂肪酸のなかでは酪酸がもっとも多く大腸上皮細胞のエネルギー源となるのです。

酪酸をはじめとした短鎖脂肪酸は、食物繊維、なかでも水溶性食物繊維をエサにする腸内細菌の働きによって産生されます。つまり、**酪酸は水溶性食物繊維を摂ることで、より多く産生されます。**

キウイフルーツは水溶性食物繊維含有量が多いので、意識的に摂ることで、腸は健康になっていくのです。

さて、2016年、ニュージーランドのタウランガという街で「第1回　キウイフルーツの栄養および健康効果に関する国際シンポジウム」が開催されました。世界16か国、185名の専門家などが参加しました。

消化器系疾患や代謝系疾患、腸内細菌に対する研究が発表されるなかで、「キウイフルーツが腸内の酪酸を増加させた」という研究がありました。

次のページの図は、人の腸内環境にできるだけ近い環境で行われた実験です。48時間後に、グリーンキウイもゴールドキウイも、酪酸の濃度が増えていることがわかります。

キウイフルーツが腸内の酪酸を増加

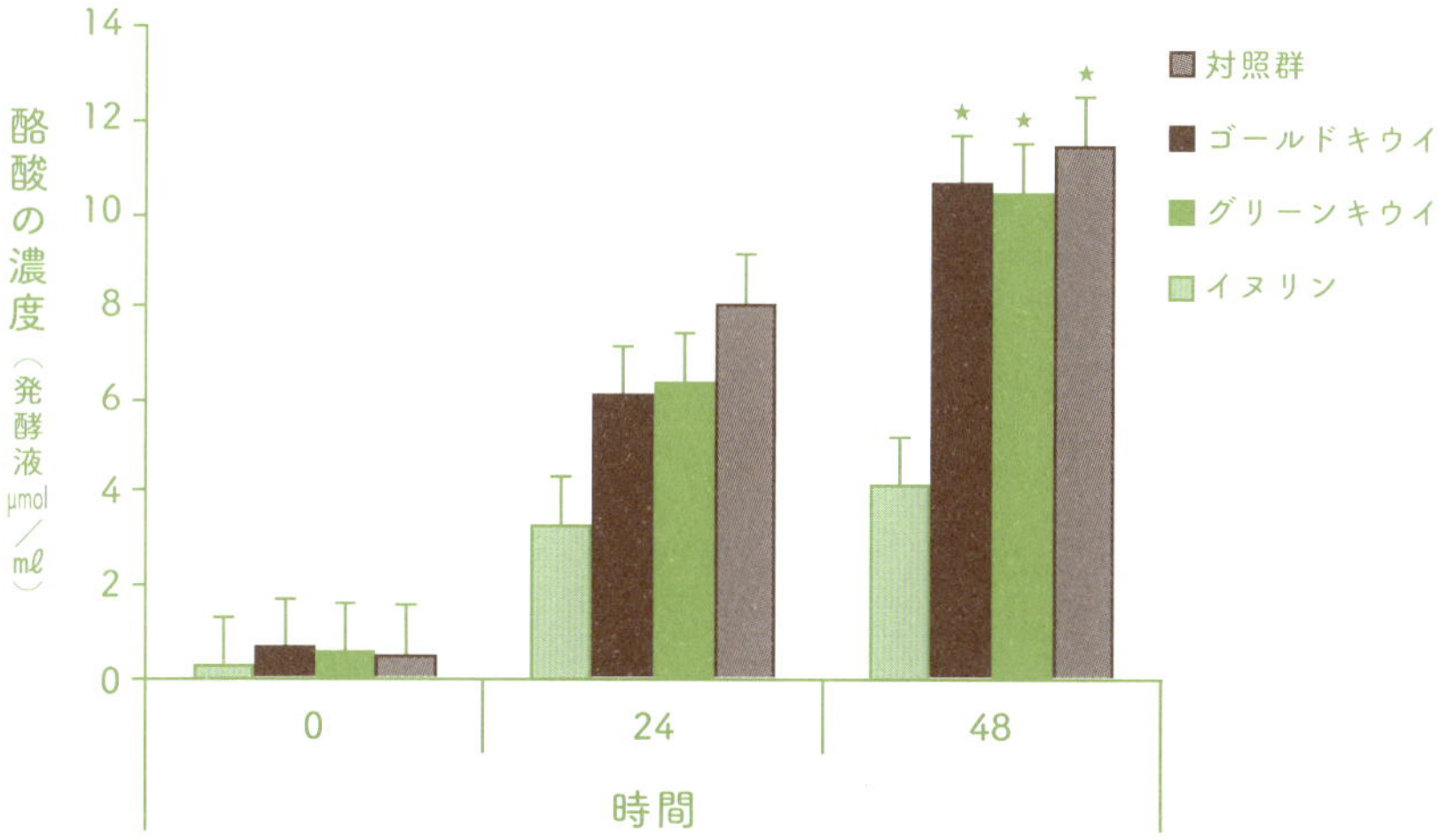

Parkar et al (2012) Plant Foods Hum Nutr. 67:200-207

潰瘍性大腸炎の人の腸には、酪酸が足りていない

私が最初に酪酸に注目したのは、現在日本で23万4000人以上も罹患しているとされる潰瘍性大腸炎に対する効果についてでした。

それは1981年、横浜市立大学第2外科、川本勝氏らの論文「潰瘍性大腸炎症例の便中細菌と短鎖脂肪酸」（日本消化器病学会誌第79巻第2号、P193～197）を読んだときのことです。

私が大学を卒業した翌年の論文ですが、この時点では潰瘍性大腸炎の患者は数千人程度で、比較的まれな疾患でした。

難治性炎症性疾患の一つである潰瘍性大腸炎は、下痢、粘血便を主な症状として、よくなったり悪くなったりを繰り返します。

川本氏らは、潰瘍性大腸炎にかかった人の便が、健常者の便に比べて短鎖脂肪酸濃度が低いことを、この論文で指摘していました。

つまり、潰瘍性大腸炎の人の腸には酪酸が足りていないということを川本氏らは突き止めたのです。

私の専門は、胃内視鏡検査や大腸内視鏡検査を主体とする消化器内科ですが、この論文には驚かされました。

現在では潰瘍性大腸炎の治療時には、腸内の酪酸を増加させることを目的として、ミヤBM®（酪酸菌製剤）が処方されます。

酪酸を作り出す酪酸菌を投与することで、炎症を起こして傷ついている大腸粘膜の修復をはかるというわけです。

それほどまでに腸に対する酪酸の有用性が判明してきています。

ＮＨＫテレビが特集した、酪酸のアレルギー性疾患や自己免疫疾患を抑制する効果

酪酸に大きな注目が集まったことがありました。

それは２０１８年1月14日放送のＮＨＫスペシャル「シリーズ人体 神秘の巨大ネットワーク 第４集　万病撃退！〝腸〟が免疫の鍵だった」が放送されたときのことです。

この番組では、人間の免疫に関与する制御性Ｔ細胞（Ｔレグ）がトピックスとなっていました。

制御性Ｔ細胞とは、大阪大学特任教授である坂口志文氏が発見した特別な免疫細胞です。その役割は過剰な免疫反応に対してブレーキのような働きをすることにあります。対して「もっといけ！」とばかりに免疫細胞を活性化させるのがヘルパーＴ細胞。免疫細胞はこれらの細胞によってその活性をコントロールされているのです。

近年、アレルギー疾患や自己免疫疾患にかかる人が増えてきましたが、こうした疾患は免疫細胞のコントロール不全が原因で起こると考えられています。

ちなみに、私の専門である大腸疾患の一つであり、難治性の疾患である潰瘍性大腸炎も、過剰な免疫反応によって、腸が攻撃されることから引き起こされる自己免疫疾患です。

もし人為的に制御性T細胞を増やすことができれば、アレルギー疾患や自己免疫疾患に対しての有効な手段となり得ます。

最近の研究によると、腸内細菌の一種であるクロストリジウム菌の仲間の働きによって、制御性T細胞が腸内で作られるというのがわかってきました。

では、どのようにして制御性T細胞は増えていくのでしょう。

実は、クロストリジウム菌は、食物繊維をエネルギー源として増殖します。そのとき、酪酸を大量に放出します。

腸内に放出された酪酸は、免疫細胞に対して活動の抑制を促すシグナルを送ります。

そのシグナルを受け取った免疫細胞が制御性T細胞に変身し、過剰に活性化した免疫細胞の働きが抑制されるそうなのです。

酪酸は、アレルギー性疾患や自己免疫疾患を抑制し、コントロールするキーポイントになりうることが判明してきたのです。

酪酸というのは、こうした働きをしている、重要な物質なのです。

炎症を抑制し、がんを予防する、酪酸の働き

最近の医学では、生活習慣病や老化をもたらす原因として、次のようなことがいわれています。

1 糖化ストレス
消費されなかった糖がタンパク質と結びついて引き起こされる。

2 酸化ストレス
使われなかった酸素がタンパク質と結びついて引き起こされる。俗にいう錆びつく現象。

これら2つの原因とともに、大きく関与しているのではないかといま注目されているのが、**③慢性炎症です。**

実際、がんができやすい場所には慢性炎症が認められることが明らかになっています。

アメリカの調査報告ですが、消炎剤であるアスピリンを服用している方は大腸がんになりにくいそうです。

またヘリコバクターピロリ菌（胃潰瘍の原因となる）に感染して、患部が炎症を起こしている方は、胃がんになるリスクが高いともいわれています。

では、慢性炎症を起きにくくするためにはどうしたらいいのでしょう。

食物繊維、なかでも水溶性食物繊維の多い食事を摂ることです。

酪酸は腸内細菌が食物繊維をエネルギーとして代謝することで生まれてきます。

そして腸において制御性T細胞を増やします。制御性T細胞が増えれば、過剰に活性化した免疫細胞にブレーキがかけられます。

つまり、食物繊維を多く摂ることで結果的に制御性T細胞が増え、炎症を抑制してくれると考えられています。

実際、大腸炎を起こさせたマウスに酪酸を与えるとどうなるかを実験したところ、制御性T細胞が増えて大腸炎が抑えられたという報告があります。

また、炎症性腸疾患にかかった患者さんの腸内を調べると、酪酸産生細菌が如実に減少していることが指摘されています。

腸管免疫の維持、ひいては腸の健康の維持において、酪酸は大きく寄与しているといえるでしょう。

体内の酪酸を増やし、腸から健康になろう

ヒトの結腸、特に横行結腸よりS状結腸までの結腸粘膜は、エネルギー源として、酪酸に依存しているといわれています。

Roediger W.E.W.は、Lancet誌（Lancet 2：712〜715、1980年）で潰瘍性大腸炎症例の結腸粘膜細胞において、酪酸の吸収能力を測定したところ、正常人の結腸粘膜細胞に比較して減少していると報告しました。

その後、福島らは、結腸における酪酸生成の低下もその吸収能力の低下とともに粘膜を傷害し、潰瘍性大腸炎の発生要因の一つになるであろうとしています（福島恒男他：大腸疾患と腸内細菌代謝物：日消外会誌16（3）：552〜556　1983年）。

その後酪酸は、結腸粘膜の粘膜防御機能が潰瘍性大腸炎の発症や治療に大きな影響を与

えることが指摘されるようになりました（M. Schiz etal : AM. J. hastroeterl. 85. 19~21. ２００２年）

また、酪酸は、腸内発酵により生成される短鎖脂肪酸の一つとして、腸管運動を活発にし、便秘などを改善する作用を有することも指摘されています（藤川茂昭ら：栄養誌44：37~40　１９９１年）。

先にもお話ししたように、私も水溶性食物繊維の一種であるポリデキストロースを慢性便秘症の患者さんに摂取してもらい、内服している酸化マグネシウム製剤服用量の減量が可能であることを報告しました（松生ら：日本食物繊維学会誌　２００１年）。

さらには、難消化性糖質であるオリゴ糖を慢性便秘症の患者さんに摂取してもらい、酸化マグネシウム製剤の減量が可能であることも確認しています。

ポリデキストロース、オリゴ糖とも摂取することで、便中に排泄される短鎖脂肪酸や酪酸が増加することがここでは指摘されています。

このとき慢性便秘症の患者さんが、内服中の酸化マグネシウム服用量の減量が可能であったのは、ポリデキストロースやオリゴ糖摂取により、腸内で短鎖脂肪酸や酪酸などが増加し、腸内フローラが酸化することで改善したという結果も一つの要因と示唆されるのです。

専門的な話が続き、ちょっと難しかったとは思いますが、このように酪酸の研究は進んでいます。

ヒトの生命活動に酪酸が大きく影響していることがしだいに明らかになってきています。

そして、**この酪酸を生みだす物質として、食物繊維、特に水溶性食物繊維が脚光をあびた**のです。

自然界の食材には水溶性食物繊維を多く含有しているものが比較的少ないのです。

しかし、そのなかでもキウイフルーツは、水溶性食物繊維を比較的多く含有しており、体内の酪酸を増加させるために、注目すべき果実といえるのです。

肥満細胞の増加を抑制する短鎖脂肪酸の効果

酪酸は、腸の健康に効果があるだけではありません。最近のトピックスとして、肥満が、腸内細菌の異常と関係している可能性が指摘されるようになりました。

ルイジアナ州立大のフランク・グリーンウェイ教授の研究を紹介します。グリーンウェイ教授は、〝天然のやせ薬〟として短鎖脂肪酸を挙げています。

肥満は、脂肪細胞と呼ばれる細胞が内部に脂肪の粒を蓄え、肥大化することで起きます。エネルギー源を蓄えておくのが役目の脂肪細胞は、放っておくと血液中の栄養分を取り込み続け、肥大化していきます。

この脂肪細胞の肥大化を抑制するのが、短鎖脂肪酸といわれています。

野菜や果物などを通して口から摂取された食物繊維は、腸へ入ると腸内細菌が分解して短鎖脂肪酸を作ります。

そして短鎖脂肪酸は、他の栄養分とともに腸から吸収され、血液中に入って全身に運ばれていき、やがて、脂肪細胞にたどり着きます。

じつは脂肪細胞には、短鎖脂肪酸を感知するセンサー（受容体）が存在していて、短鎖脂肪酸を感知すると、脂肪細胞は栄養分の取り込みをやめるようになっています。

つまり**短鎖脂肪酸は、私たちの体に脂肪が過剰にたまるのを防いでいる**そうなのです。

肥満の人の腸内では、腸内フローラ（腸内細菌叢）が変化し、短鎖脂肪酸を作る能力が低下しているそうです。

そのため食事をしても、肥満を抑制する短鎖脂肪酸が十分な量作られず、栄養分だけが血液中を回ることになります。

そのため脂肪細胞がどんどん肥大化し、結果として肥満になってしまうのです。

バクテロイデスなどの短鎖脂肪酸を作る細菌たちは「食物繊維」を栄養分として生きています。

食物繊維のほとんどをヒトは消化できませんが、短鎖脂肪酸を作る細菌たちはこれを栄養分とし、さらに分解して短鎖脂肪酸にしています。

偏った食生活が続いて食物繊維が不足すると、それを栄養分にしている細菌たちは減ってしまいます。

これが腸内フローラを変化させ、ひいては肥満につながってしまう原因になると考えられています。

食物繊維といえば、便通をよくする効果があることは知られていますが、じつは腸内フローラにも大きな影響を与えているのです。

短鎖脂肪酸を作ってくれる細菌たちが食物繊維を栄養分にしているのです。特に食物繊維のなかでも水溶性食物繊維です。

重要なのは次の2点です。

- **肥満を防いでいるのは、腸内細菌が作る「短鎖脂肪酸」**
- **「短鎖脂肪酸」を作る細菌が、野菜・果物などの食物繊維、特に水溶性食物繊維を分解して酪酸などを産生すること**

だから、水溶性食物繊維が比較的多く含まれているキウイフルーツがよいのです。

酪酸の糖尿病への健康効果

酪酸には、糖尿病を直接的に改善する効果も指摘されています。

引き続き、ルイジアナ州立大学のフランク・グリーンウェイ教授らによる研究を紹介しましょう。

グリーンウェイ教授らは、ゴボウやタマネギなどに含まれる水溶性食物繊維であるイヌリンと、大麦に含まれる水溶性食物繊維であるβ-グルカン、そしてアントシアニン（抗酸化成分。ブルーベリーなどに含まれる）などを配合して、糖尿病の新薬（ＧＩＭＭ）を作り出しました。

この新薬が効くかどうかを調べる臨床試験では、糖尿病予備群、または初期の糖尿病患者を対象として、朝晩2回、ＧＩＭＭを飲んでもらいました。

対象者には薬を飲む以外、それまでとまったく同じ生活を続けてもらいます。そして4週間後、調べてみると、糖尿病が改善していることが明らかになったそうです。

どうやって改善を確かめたのか、少しだけ説明します。

初期の糖尿病は普通の血液検査だけでは病状の判定が難しいため、「糖負荷試験」と呼ばれる方法が用いられます。

試験では、まず糖分を大量に含んだ液体を飲み、その後、時間をおいて何度か採血して、血糖値の変化を計っていきます。

一般に、糖分を摂取すると、一時的に血糖値が上がります。このとき、健康な人であれば、すぐに膵臓からインスリンが分泌され、血糖値が下がります。ところが、糖尿病やその予備軍の人は、インスリンが出にくくなっているため、血糖値が大きく上昇してしまいます。

そこでこの傾向が改善するかどうかを見るのです。

臨床試験の結果、薬を飲んだ人は食後のインスリンが出やすくなり、血糖値の上昇が抑えられることが確かめられました。

食物繊維は腸内に入ると分解されて短鎖脂肪酸を放出します。そして、短鎖脂肪酸には、腸の細胞を刺激してインクレチンと呼ばれるホルモンを分泌させる力があります。インクレチンは、糖尿病の治療薬としても使われている物質で、膵臓に働きかけてインスリンの分泌を促す効果があります。

その仕組みを、図で表したのが次ページのものです。

糖尿病の研究が専門で、今回の臨床試験の指揮をとったルイジアナ州立大学のフランク・グリーンウェイ教授は、腸内フローラの研究が糖尿病の治療に革命をもたらすと考えているそうです。

腸内細菌の力を活かした新薬GIMMは、食品成分を原料としていることから副作用の心配が少なく、また体にも優しく、安心して処方できる薬だとグリーンウェイ教授は述べています。

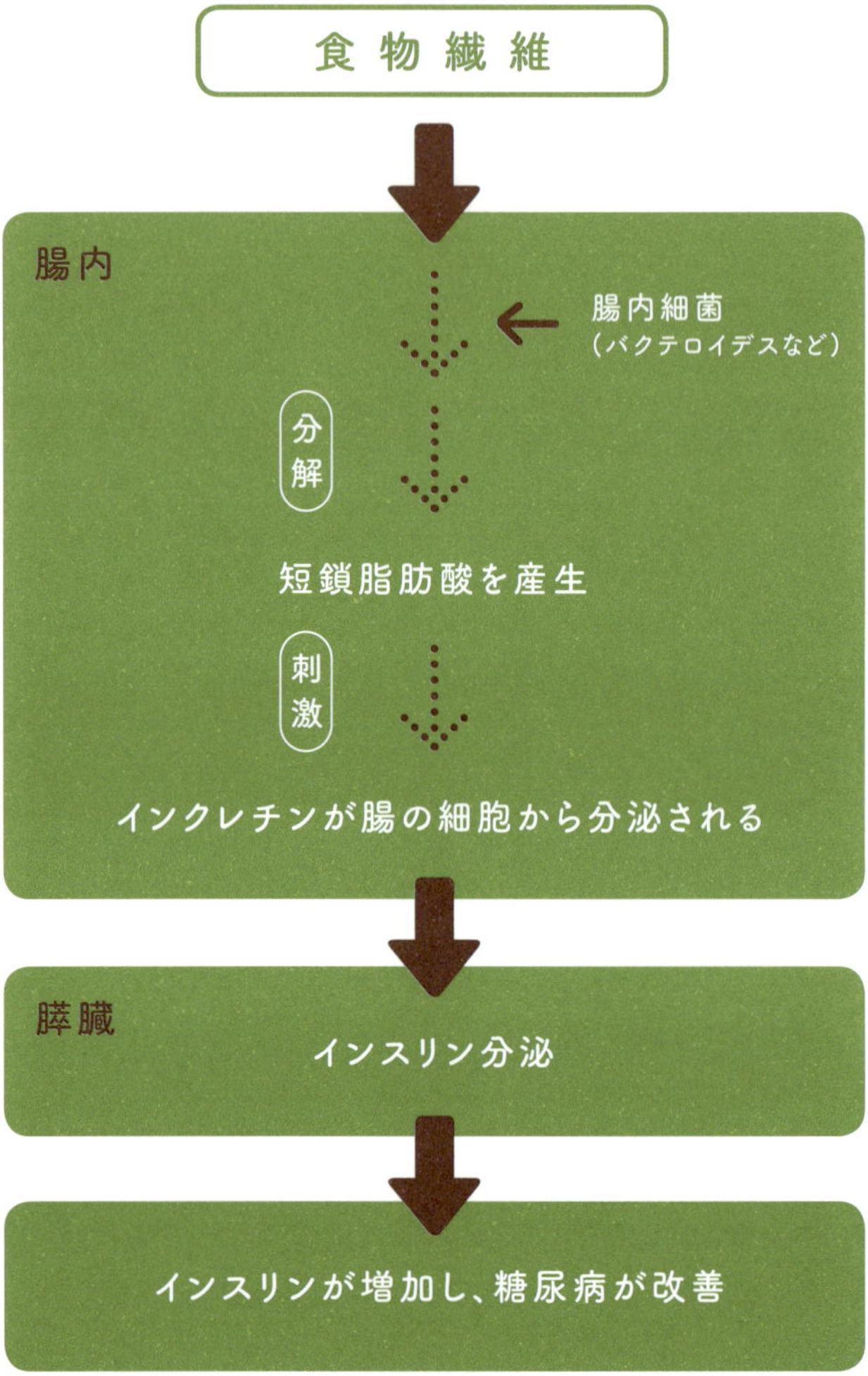

短鎖脂肪酸が糖尿病を改善する仕組み

この薬ならば、本格的な糖尿病になる前の予備軍の人にも気軽に飲んでもらうことができ、予防にも大きな役割を果たすことになるとしています。

近い将来、腸内細菌の力を活かした治療は、現在の糖尿病治療法に並ぶ大きな役割を果たすことになるかもしれません。

ここに大きな役割を果たしているのが水溶性食物繊維なのです。

Part

3

腸を元気にする
キウイの食べ方

キウイは日本人にとって、いま必要なフルーツ

日本人の食のスタイルや発症する病気の種類は、ここ60年で大きく変化しました。

１９６０年代頃までの日本人の食のスタイルは、麦ごはん（ひき割りめし、米６〜７に対して大麦３〜４前後）に、味噌汁、漬け物、野菜の煮物や魚など、一汁三菜の食事が主だったのです。

肉類や乳製品は、ほとんど摂取しませんでした。ヨーグルトなどは週に１回程度、ハードタイプのものを摂ればよいほうでした。

この時代には、高血圧や脳卒中などが多く、大腸がんなどの腸疾患はほとんど認められませんでした。

さらには、糖尿病などは現在の30分の１程度の罹患率でした。

ところが、1980年頃を境として、肉類、乳製品の摂取が増え、食物繊維摂取量はしだいに減少してきます。

その結果、脳卒中は減少しましたが、大腸がんなどをはじめとしたがんや糖尿病の増加、炎症性腸疾患（潰瘍性大腸炎やクローン病）、慢性便秘症など腸の病気の増加を認めるようになってきたのです。

2019年の現在、100歳長寿はだんだん当たり前になってきています。

しかし病気になる人が減ったわけではありません。

がんや糖尿病の増加は依然として大きな問題となっていますし、減少したとはいえ高血圧や脳卒中といった病気になる方は、相当数います。

こうした病気の予防や改善のために、塩分を控えて食物繊維を多く摂ることや、カロリー過多を避けることなどが以前より指摘されています。

塩分、食物繊維、カロリーのコントロール。

その大切さはわかるのですが、どれも目に見えるものではありません。それだけに実践となるとハードルが高い、と感じる方も多いことでしょう。

ダイエット本などを読むと、食事内容についてかなり厳密なルールが書かれているものがあったりして、実際これを具体的に守れる人はどの程度いるのだろうかと、思うことがあります。

だからこそ、私がすすめるのが、キウイなのです。

キウイは生でそのまま食べられるので、余計な塩分を知らずに摂ってしまうといった心配がありません。

しかも食物繊維、なかでも水溶性食物繊維量が比較的多く含まれており、カロリーも控えめ。

おまけに低GI食品ですから、血糖が気になる方にも適しています。

体の調子を整え、腸を健康にする成分がバランスよく含まれていて、しかもおいしい。

キウイフルーツは、いまこそ日本人の食生活に取り入れたほうがよいフルーツなのです。

科学の研究成果からも、キウイが健康によい食材に選ばれている

健康のためにどんな食事をしていくか。その実践にあたって参考にしたい研究があります。

2015年9月10日の「Lancet（オンライン版）」に、日常生活において死亡や健康寿命の損失を回避するための「修正可能な危険因子」、つまり取り組み次第で改善できる要因のトップは高血圧という結果が発表されました。

この記事では、主な健康課題を評価することなどを目的に、健康に対する10の危険因子が指摘されています。

ちなみにLancetは、世界の5大医学雑誌の一つに挙げられる、論文の掲載雑誌です。

修正可能な危険因子ランキングのなかでも大勢を占めるのは、食事の摂り方にまつわる因子です。具体的にいうと①塩分、②糖分、③果物、④肉類（コレステロール）、⑤飲酒。

修正可能な危険因子ランキング

	日本		世界
1位	高血圧	1位	高血圧
2位	喫煙	2位	喫煙
3位	高血糖	3位	高BMI値
4位	塩分の過剰摂取	4位	高血糖
5位	高BMI値	5位	塩分の過剰摂取
6位	飲酒	6位	果物の摂取不足
7位	身体活動量が少ない	7位	大気汚染
8位	腎機能の低下	8位	固形燃料の使用による屋内の空気汚染
9位	果物の摂取不足	9位	高コレステロール
10位	大気汚染	10位	飲酒

これらが過剰であったり不足したりしているせいで、死亡や健康寿命の損失といったリスクが高まると考えられます。

幸いにもこれらは、自分の意思でその摂取量を調節することができます。

体にとって、腸にとって「よい食事」を選ぶ際には、この5点の適度な摂取を心がけながら選んでいくとよいでしょう。

最近の食事や食品の多くは、カロリー、塩分、含有成分を表示しています。これらの情報だけでも「よい食事」かどうか、ある程度わかります。

当然ながら「よい食事」にはエネルギー量、炭水化物量、脂肪量、タンパク質量、塩分量に加えて、食物繊維含有量の記載があり、さらには糖質量が書いてあるものです。

これは、体を守ることに関して、強い味方になってくれます。

こういう視点で考えても、キウイフルーツは塩分がゼロですし、食物繊維を豊富に含みますので、最適の食材の一つといってもいいでしょう。

テレビで紹介して話題となった「オリーブ・キウイ」

キウイフルーツの食べ方として、最初におすすめしたいのが、「キウイフルーツのエキストラ・バージン・オリーブオイルかけ」です。

『世界一受けたい授業』というテレビ番組で紹介したところ、大ヒットしました。

ヨーロッパでは、古くから便秘解消効果があるとして用いられてきたのが、オリーブオイルです。

なかでも、オリーブの実を搾ったままで精製していないエキストラ・バージン・オイルを、水溶性繊維が豊富なキウイフルーツに、ちょいがけする。

そうして食べると、キウイフルーツの酸味が適度にまろやかになって、腸にもよくておいしい一石二鳥のデザートになります。

番組ではその効果を確かめるために、便秘気味の女性に「キウイフルーツのエキストラ・バージン・オリーブオイルかけ」を、毎日2個、10日間にわたって食べてもらいました。

すると、最終的には毎日お通じがあるようになったそうです。

ご本人いわく「こんなに腸の調子がよくなったのは、はじめてです」とのことでした。

ところでキウイフルーツに含まれる糖質は、果糖を中心としています。

そのためもともと食後高血糖を引き起こしにくいのですが、エキストラ・バージン・オイルと一緒に食べることで、血糖の上がり方はさらにゆるやかになります。

実際、空腹血糖値が88㎎／dℓの方に、キウイフルーツのエキストラ・バージン・オリーブオイルかけを食べてもらったところ、食後血糖値は98㎎／dℓと、血糖値の上昇はきわめてゆるやかであることが確認されています。

では、食べ方を紹介しておきましょう。

用意するものは、キウイフルーツ1個と、エキストラ・バージン・オイル、ティースプーンです。

まずキウイフルーツを半分に割り、真ん中の部分を一口食べます。

一口食べて空いたくぼみに、ティースプーン1杯のエキストラ・バージン・オイルをかけていただきます。もう半分も同じようにして食べます。

たったこれだけです。驚くほど簡単でしょう。

腸の健康にもよい「キウイフルーツのエキストラ・バージン・オリーブオイルかけ」を、1日2回、午前と午後に食べることをおすすめします。

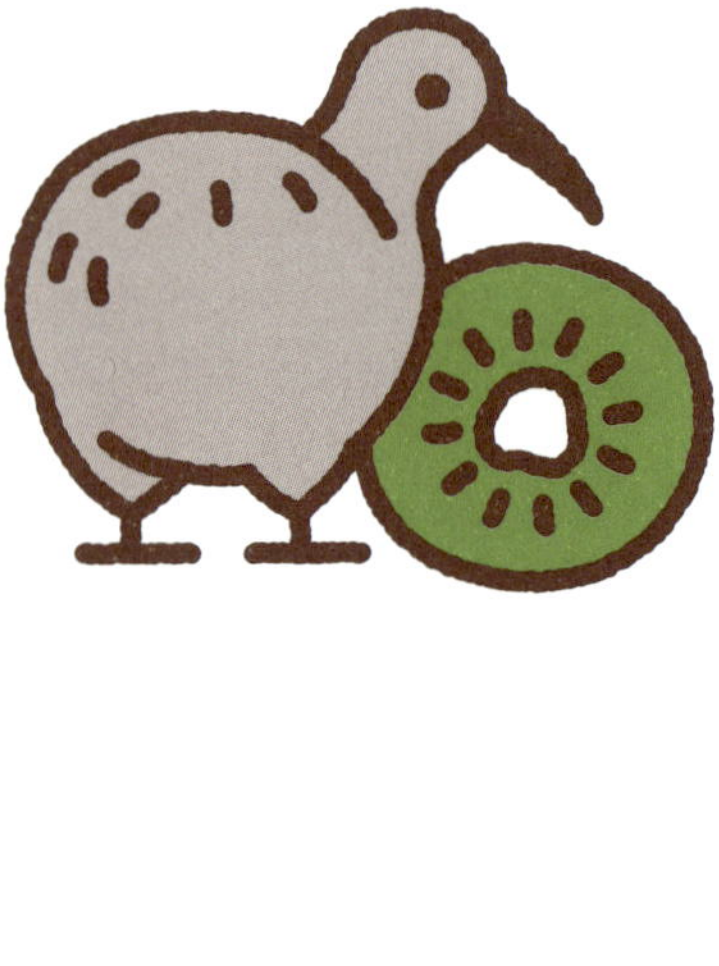

食物繊維&抗酸化物質リッチで塩分ゼロの「朝キウイ・レシピ」

朝にキウイフルーツを摂ることを中心に、バナナ、お茶あるいはココアなどを組み合わせる食事方法です。

つまり食物繊維リッチで抗酸化物質リッチ、比較的低カロリーで塩分0gの朝食法です。私はこの方法を「朝フルーツ減塩法」と命名しました。さっそくメニューをご紹介しましょう。

キウイフルーツ朝食一週間メニュー

朝食

月曜日
- キウイ2個
- みかん1個　● お茶1杯

火曜日
- キウイ2個
- バナナ1本　● お茶1杯

水曜日
- キウイ1個
- イチゴ5個　● お茶1杯

木曜日
- キウイ2個
- リンゴ1個　● お茶1杯

金曜日
- キウイ1個
- パイナップルカット3個
- お茶1杯

土曜日
- キウイ2個
- リンゴ1個　● お茶1杯

お茶1杯は300mℓが目安です。もし昼食までにお腹がすいてきたら、100%カカオのココア山盛り1杯+オリゴ糖+豆乳(250mℓ)がおすすめです。100%カカオのココア山盛り1杯(20g)には4・6gの食物繊維が含まれています。参考までに昼食、夕食のメニューについても紹介しましょう。

昼食
(①②③のいずれか)

1. パスタ+サラダ+スープ
2. 雑穀米おにぎり2個+サラダ+味噌汁
3. かき揚げそば

夕食
(一汁三菜がおすすめです)

- もち麦入りごはん
- 具だくさんの味噌汁
- 野菜炒め(オリーブオイルを使って)
- 減塩のつけ物
- 魚や鶏肉などを一日おき交互に

スーパー大麦は穀物のなかでもっとも水溶性食物繊維が多いので、キウイフルーツと組み合わせるとさらによいのです。

キウイ中心の朝食1週間メニューと昼食、夕食のイメージをご紹介しました。

このメニューでおこなえば、食物繊維リッチ、抗酸化物質リッチ、減塩の食事内容になると示唆されます。

また、デザートには、みつまめにキウイを合わせた、「キウイみつまめ」もいいものです。

キウイ、寒天、豆のいずれからも食物繊維が豊富に摂れますし、みつに含まれているオリゴ糖も腸によいのです。

キウイフルーツに特徴的な、水溶性食物繊維の含有量の多い食材との組み合わせが、酪酸をもっと増加させることになります。

これは私の考案したF・I値、S・F値のデータを見てS・F値の高いもの、しかもキウイといっしょに摂ってもおいしいものを選んでいます。

キウイ 1 個（53Kcal）＋バナナ 100g（86Kcal）＝ 139Kcal
キウイ 2 個（106Kcal）＋バナナ 100g（86Kcal）＝ 192Kcal
キウイ 1 個（53Kcal）＋リンゴ半分 150g（85.5Kcal）＝ 138.5Kcal
キウイ 2 個（106Kcal）＋リンゴ半分 150g（85.5Kcal）＝ 191.5Kcal*
キウイ 1 個（53Kcal）＋イチゴ 5 個（17Kcal）＝ 70Kcal
キウイ 2 個（106Kcal）＋イチゴ 5 個（17Kcal）＝ 123Kcal**
キウイ 1 個（53Kcal）＋イチゴ 100g（34Kcal）＝ 87Kcal***
キウイ 1 個（53Kcal）＋パイナップルカット 3 個 150g（76.5Kcal）＝ 129.5Kcal

*リンゴ1個300gとした場合／リンゴ100g（皮むき）は57Kcal
**仮に1食でイチゴ5個食べた場合としています。イチゴ1個10gとした場合／イチゴ100gは34Kcal
***イチゴ可食部100gは約7個です
出典（日本食品標準成分表2015年版（七訂）より）／それぞれの過食部100gあたりのものです。

酪酸を増加させる食材と、キウイとの組み合わせ方

F・I値とは、食品中のエネルギー量と食物繊維の比率を表したものです。そしてS・F値とは、総食物繊維量中に含有される水溶性食物繊維の比率です。F・I値が低位の場合、便秘になりにくく、太りにくい食材・食品ということになります。

まず**私が食べてみておいしいと感じたものに、キウイフルーツ・イチゴの組み合わせがあります。**

両方とも1センチ大に小さく切ってミックスして食べると、両者の甘さ、酸味が微妙に異なり、おいしく感じます。

S・F値でみると、キウイはS・F値28、イチゴのS・F値は36とやや高値なので、よい組み合わせで、比較的多くてもおいしくて、しかも酪酸産生効果が強く認められるでしょう。

またリンゴとキウイの組み合わせもよいかもしれません。

リンゴのF・I値は32・1、S・F値は20なのでこの組み合わせもよいといえるでしょう。このリンゴとキウイの摂り方は、ミックスするよりも個々に摂ったほうがおいしいです。

キウイとグレープフルーツなどの柑橘系もよい組み合わせです。

ちなみにグレープフルーツのF・I値は63、S・F値は33とこれも水溶性食物繊維がリッチなのです。ただしこれもミックスして食べるよりは、個々に摂ったほうが、簡単でよいかもしれません。

F・I値 S・F値 果物ランキング

名称	エネルギー（kcal）	食物繊維量（g）	F・I値	S・F値
ブルーベリー	49	3.3	14.8	15
キウイフルーツ	53	2.5	21.2	28
イチゴ	34	1.4	24.3	36
リンゴ（皮つき）	61	1.9	32.1	20
アボカド	187	5.3	35.3	32
温州みかん	46	1	46	50
バナナ	86	1.1	78.2	9
ぶどう	59	0.5	118	50

キウイをもっとおいしく食べるには

ところで、キウイフルーツをおいしく食べるには、食べ頃を知ることも大事です。といっても、キウイフルーツの場合、完熟してもその見た目は変わりません。手でそっと包み込むように持ってみて、弾力を感じるくらいが食べ頃です。

キウイフルーツの保存は冷蔵庫に入れるのが基本ですが、手に取ってみて食べるにはまだ早いかなと感じたら、冷蔵庫から出して追熟させましょう。

ゴールドキウイは収穫直後だと比較的硬いため、早く食べようと思ったら追熟が必要です。室温でも熟れていきますが、バナナやリンゴと一緒にビニール袋に入れておくと、より早く熟れていきます。

これはバナナやリンゴが出すエチレンの作用によるものです。

食べ頃に熟し、柔らかくなると（0・9〜0・4kgfの硬度範囲）、甘さと酸味のバランス、風味がしっかりするとともに、糖度が増してきます。果実が柔らかくなるにつれ、酸味は減少します。

シーズン初め（6月頃）は、硬度が比較的高いため、柔らかくすると、食べ頃になります。胃に負担がほとんどなく、水溶性食物繊維リッチ。キウイは、胃腸によい朝食向きのフルーツといえるでしょう。またさまざまなフルーツの組み合わせでもおいしく、朝食としては無塩であるため、一日の減塩効果も期待できるのです。

この章の最後にキウイフルーツの効果について簡単にまとめておきます。

便通の頻度を増やす

便の状態を改善

お腹の膨満感を減らす

おいしく食べて、健康になる──。キウイフルーツは体に優しい果物なのです。

Part

4

食物繊維と酪酸だけじゃない！キウイが健康にいい理由

キウイだけに含まれるタンパク質分解酵素「アクチニジン」

キウイといえば、Part1でも少しだけお話しした成分である「アクチニジン」も、腸を健康にしてくれるものの一つです。

アクチニジンは、果肉が緑色のキウイフルーツに豊富に含まれている、キウイフルーツ特有の酵素です。

タンパク質の分解を促す働きがあるため、肉料理や魚料理など、タンパク質が豊富に含まれるものと一緒に食べるときに、消化をサポートしてくれます。

生のグリーンキウイの果肉を、ゼラチンゼリーやババロアなどに入れると、固まらなくなるのをご存じでしょうか。これはゼラチンに含まれるタンパク質がアクチニジンによって分解され、ゲル化が妨げられることによって起こる現象です。

アクチニジンは1959年にArcusによって報告され、キウイフルーツの属名である「Actinidia」にちなんで「アクチニジン」と命名されました。

その後のさまざまな研究によって、アクチニジンの生化学的、酵素学的な特徴が明らかにされています。

ところでPart1でも少しふれましたが、**アクチニジンの効果の一つとして、タンパク質摂取後の胃の快適性の向上があります。**

肉類をたくさん食べ過ぎると、胃もたれがすることがありますが、グリーンキウイを食べると、その苦しさを軽減させることができるのです。

タンパク質の食事を摂ったあとの胃の快適性にアクチニジンが及ぼす影響については、以下のような臨床実験がされています。

この実験では、健常な成人男性10人に、400g以上の赤身のステーキと共に、活性あるいは不活性のアクチニジンを含む200gのキウイフルーツを食べてもらいました。

その結果、胃の快適性を表すすべての尺度（上腹部の痛み、胃のなかのゴロゴロする感じ、膨満感、げっぷ、ガスがたまる）において、活性アクチニジンが含まれたキウイフルーツを食べた男性のほうがより軽い症状を示す結果になりました。特に膨満感については、改善が示されました。

胃の消化を助けてくれる「アクチニジン」

加齢に伴う筋肉量の低下は、身体機能の低下などをもたらします。そのため高齢者においては、アミノ酸を効率よく吸収することが重要になってきます。というのも、人間の体というものはタンパク質を摂取し、そのタンパク質を分解したアミノ酸から筋肉の材料となる筋タンパク質を合成しているからです。つまり加齢からくる身体機能の低下を防ぐには、タンパク質を摂るだけではなく、スピーディーにタンパク質を消化分解し、アミノ酸を生成することが重要なのです。

実際、食後のタンパク質吸収は、タンパク質の消化速度の影響を受けることが知られています。

アクチニジンは消化管内でさまざまな種類のタンパク質の消化を促進する効果が期待できるため、高齢者のアミノ酸吸収の効率を向上させるうえで有益であると考えられています。

ちなみにキウイフルーツ果実中のアクチニジン濃度は、果実成長期に急速に増加します。そのため、成長途中の果実にはアクチニジンは少量しか含まれていません。

未成熟なパパイア果実に含まれるパパインの量は、パパイアが成熟する間に大きく減少するのに対し、アクチニジン活性は、収穫後、キウイフルーツが成熟する間に2～3倍に増大するのです。

アクチニジンは、キウイフルーツの外果皮や内果皮に豊富に存在し、果心部と表皮では明らかに少ないことが複数の研究で示されています。

ルテインやカリウムなど、キウイには健康になる栄養素が豊富

キウイは、抗酸化作用をもつカロテノイドの一種であるルテインの含有量も多いことが知られています。ルテインは目の老化予防や、白内障の予防に有効な成分です。グリーンキウイのルテイン濃度は可食部100gあたり約420μgもあります。

これは、一般的に食されている果物のうち、ルテイン含有量が比較的多いリンゴ（84μg／可食部100g）や桃（78μg／可食部100g）、マンダリンオレンジ（113μg／可食部100g）などと比べても数段多い数値なのです。

また塩分の摂りすぎが気になる方に摂ってほしいミネラルが、カリウムです。カリウムは細胞の浸透圧を維持する作用があります。神経刺激の伝導や心肺機能の筋肉の調節などをおこなっています。

キウイには、カリウムも豊富に含まれています。可食部100gあたりの含有量は、ゴールドキウイで300mg、グリーンキウイで290mgもあります。

この数値はみかん（150mg／可食部100g）、リンゴ（110mg／可食部100g）、ブドウ（130mg／可食部100g）と比べても、倍以上になります。

厚生労働省が発表する「日本人の食事摂取基準：2015年版」によると、1日あたりのカリウムの摂取目安量は、18歳以上の男性で2500mg、女性で2000mgとなっており、積極的にとっていきたいミネラルといえます。

参考までに可食部100gあたりのキウイフルーツの栄養成分をまとめてみました。キウイフルーツの栄養バランスのよさがわかっていただけると思います。

キウイフルーツの可食部100gあたりの栄養成分量

	グリーンキウイ	ゴールドキウイ
カロリー	53kcal	59kcal
タンパク質	1.0g	1.1g
炭水化物	13.5g	14.9g
食物繊維総量	2.5g	1.4g
水溶性食物繊維	0.7g	0.5g
不溶性食物繊維	1.8g	0.9g
カルシウム	33mg	17mg
鉄	0.3mg	0.2mg
マグネシウム	13mg	12mg
カリウム	290mg	300mg
亜鉛	0.1mg	0.1mg
ビタミンC	69mg	140mg
ビタミンB1	0.01mg	0.02mg
ビタミンB2	0.02mg	0.02mg
ナイアシン	0.3mg	0.3mg
パントテン酸	0.29mg	0.26mg
ビタミンB6	0.12mg	0.14mg
葉酸	36μg	32μg
ビタミンA、レチノール当量	6μg	3μg
ビタミンE、α-トコフェロール	1.3mg	2.5mg

出典:日本食品標準成分表2015年版（七訂）

すでにお話ししましたが、キウイフルーツは腸内環境の改善にも力を発揮します。成長期のブタにおける実験では、グリーンキウイを摂取していたブタは腸内の善玉菌の数がより多く、それがよい腸内環境につながっていることがわかりました。

こうした結果は、別の実験でも再現されており、グリーンキウイとゴールドキウイを餌として6週間与えられたラットは、善玉菌の数が大幅に増加するという結果を示しました。

この腸内細菌の増加に加え、ムチンの発現の増加と、酪酸を通した免疫細胞への働きかけが強くなったことにより、ラットの腸のバリア機能が改善されたことも判明しました。

実験で見られたこうした腸内細菌の状態の変化は、定期的かつ一定量のキウイフルーツの摂取が、腸の健康に良い影響を与える可能性があることを示唆しています。

また便秘や機能性腸障害では、毎日2個のキウイフルーツの摂取は、便秘に伴う症状を軽減するものの、健康で便秘に悩んでいない被験者の排便習慣に悪影響を与えることはないことがわかっています。

1日2回のキウイフルーツの摂取で、排便回数が週に1・6回も増え、1日3個キウイフルーツを摂取すると、排便回数が週に4・1回まで増加することが判明しているそうです。

キウイは、過敏性腸症候群の人に最適な食材

ＩＢＳ（過敏性腸症候群）に伴う消化器系の症状は、消化吸収するのが難しい短鎖炭水化物によって引き起こされることもあるのです。

こうした短鎖炭水化物が腸内細菌によって発酵すると、腸管を広げるガスを発生させ、膨満感やおなら、痛みを引き起こします。また、腸のなかに水分を引き寄せ、腸の働きを鈍くして、下痢を引き起こすこともあります。

こうした短鎖炭水化物は、Fermentable（発酵性の）、Oligosaccharides（オリゴ糖）、Disaccharides（二糖類）、Monosaccharides（単糖類）、And（そして）、Polyols（ポリオール類）の頭文字をとって、ＦＯＤＭＡＰという名で呼ばれています。

高FODMAPとして一般的な食品には、牛乳、リンゴ、ブロッコリー、全粒粉パン、シリアル、パスタ、アボカド、ナシ、キノコ類などがあります。これらをはじめとした食品はIBS患者の腹部症状を引き起こす可能性があるとされています。

対して、**低FODMAP食品は、IBS患者の症状緩和にとってもっとも効果的な食事療法であることが証明されています。**

この低FODMAP食の一つに分類されているのが、キウイフルーツです。

キウイフルーツは、フルクトースに対するグルコース比率のバランスがよく、フルクトースが吸収されやすくなっているため、低FODMAPの果物に分類されています。

そのためキウイフルーツは、IBS患者のための低FODMAP食にも使うことができます。

モナシュ大学消化器内科学部は、医学的にIBSと診断された患者が低FODMAP食品の選択肢を確認し、そこから食べ物を選べるようにするために「低FODMAP認定プログラム」を開発したそうです。

認定された低FODMAP食品は、モナシュ大学の低FODMAP食品のガイドブックやアプリに掲載されています。

キウイも、そこに低FODMAP食品として掲載されています。

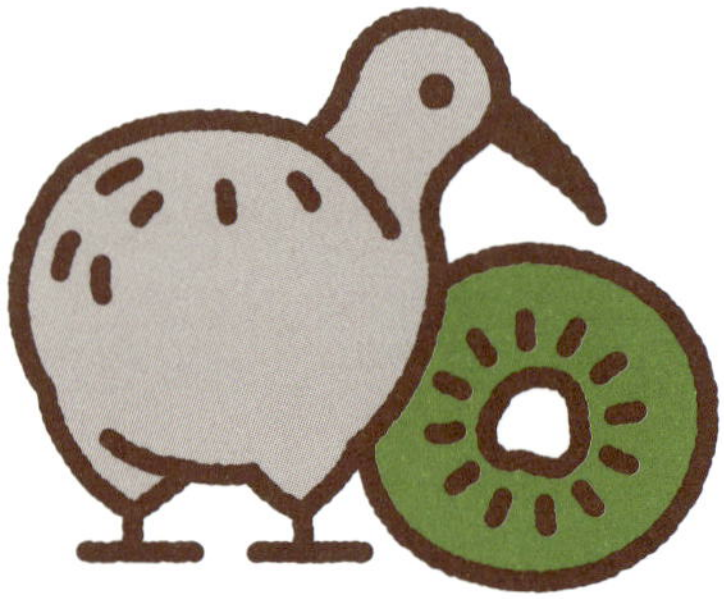

#「朝キウイ+フルーツ」の満腹感調査

健康によい食事といっても、おいしくなかったり、満腹感がなかったりすると、なかなか長続きしないものです。

せめて、一日一食だけでも、よい食事を摂れれば、体への負担も減少するといえるのです。そこで私が考案したのが、朝食に果物とお茶を飲む方法です。

これなら朝忙しい時に簡単に摂れますし、フルーツを何種類か摂って300㎖程度のお茶を飲めば、満腹感が得られます。

しかも果物により食物繊維や抗酸化物質の摂取ができ、さらには塩分摂取量も0gなのです。これが94ページで紹介している「朝フルーツ減塩法」です。

塩分の過剰摂取、食物繊維の摂取不足、カロリー過多など、健康な体でいるために注意したい点を改善することができるのです。

そこで、キウイフルーツとバナナなどとお茶の組み合わせで、朝食時にどれだけ満足できるのかを調べてみました。

対象者には3日間、男性の2人と女性の1人（女性3）には朝食①を、便秘をしている女性2人（女性4、5）には朝食②をとってもらい、昼食までの腹持ち感と便通についてアンケートを採りました。

朝食①：キウイフルーツ1個＋バナナ1本＋無糖の飲み物を300㎖摂取
朝食②：キウイフルーツ2個＋バナナ1本＋無糖の飲み物を300㎖摂取

3日間、キウイフルーツとバナナ、無糖の飲み物を朝食に摂ってもらった結果の腹持ち感と便通は次のようになりました。

朝食にキウイフルーツを食べたときの腹持ち感調査

1日目		食後すぐ	1時間後	2時間後	3時間後	4時間後	5時間後	便通
食後の腹持ち感	男性1	6	6	6	6	5	4	出ていない
	男性2	10	10	9	8	7	6	やや出た
	女性3	10	10	10	10	10	10	すっきり出た
	女性4	10	10	7	7	4	2	出ていない
	女性5	10	9	9	7	7	6	出ていない
	平均値	9.2	9	8.2	7.6	6.6	5.6	

2日目		食後すぐ	1時間後	2時間後	3時間後	4時間後	5時間後	便通
食後の腹持ち感	男性1	6	6	6	5	4	4	すっきり出た
	男性2	10	10	9	9	8	8	やや出せた
	女性3	10	10	9	9	9	9	すっきり出た
	女性4	8	8	6	6	4	2	すっきり出た
	女性5	10	9	9	8	8	5	すっきり出た
	平均値	8.8	8.6	7.8	7.4	6.6	5.6	

3日目		食後すぐ	1時間後	2時間後	3時間後	4時間後	5時間後	便通
食後の腹持ち感	男性1	6	6	6	5	4	4	出ていない
	男性2	10	10	10	9	9	8	すっきり出た
	女性3	10	10	10	7	7	7	出ていない
	女性4	8	8	5	4	2	2	出ていない
	女性5	9	9	9	7	7	6	すっきり出た
	平均値	8.8	8.6	8	6	5.8	5.4	

＊男性1・男性2・女性3は朝食①、女性4・女性5は朝食②

この結果からみてとれるように、多くの人は食後3時間で空腹を感じ始めます。しかし、キウイフルーツ2個・バナナ1本・飲み物300ccを摂る朝食だとお腹が満足し、昼食までの腹持ちもよく、排便状況もよくなり、比較的満足度が高いことが示唆されました。

また、便秘の女性2名(キウイフルーツ2個を食べた)は、2日目から排便がありました。これはキウイフルーツの水溶性食物繊維が有効に作用したと考えられます。

この朝食であれば、塩分0g、食物繊維(特に水溶性食物繊維)リッチの食事となることはまちがいありません。つまり朝食時をフルーツ食にすると一日の塩分摂取量を確実に減少させ、食物繊維摂取量を確実に増やすことができるのです。朝食時にキウイフルーツ、バナナ、お茶を飲む方法(朝フルーツ減塩法)は、体にとって有用な食事法といえるでしょう。

次にキウイフルーツとイチゴやパイナップルの組み合わせでも調べてみました。結果は

キウイフルーツ1個＋パイナップル150g＋無糖の飲み物300mℓ（1日間）

		食後すぐ	1時間後	2時間後	3時間後	4時間後	5時間後	便通
食後の腹持ち感	女性1	10	9	7	6	4	2	すっきり出た
	女性2	9	9	7	4	2	2	すっきり出た
	平均値	9.5	9	7	5	3	2	

キウイフルーツ＋イチゴ5個＋無糖の飲み物300mℓ（1日間）

		食後すぐ	1時間後	2時間後	3時間後	4時間後	5時間後	便通
食後の腹持ち感	女性1	8	7	7	6	6	6	すっきり出た
	女性2	8	7	5	4	3	3	全く出ていない
	平均値	8	7	6	5	4.5	4.5	

以下のようになりました。

キウイフルーツとイチゴの食べ合わせは、酸味のバランスもよく食べやすかったという声がありました。

いっぽうキウイフルーツとパイナップルの食べ合わせでは、パイナップルが甘すぎて、おいしい印象は薄かったそうです。

こんなときは、キウイフルーツを食べた後にパイナップルを食べるといいでしょう。

朝食に果物を摂る「朝フルーツ減塩法」

いま日本では、高血圧の患者は約４３００万人いるといわれています。日本高血圧学会では高血圧と診断する基準を上１４０以上、下90以上としていますが、２０１９年４月19日に新しい指針を発表しました。

高血圧と診断する基準は今まで通りに据え置くものの、治療に際しての目標基準を上130、下80未満と10引き下げたのです。これは欧米並みの厳しさ。

ただ生きるだけでなく、健康に元気で生きる。生涯のうちそれができる月日を健康寿命と呼びます。健康寿命を延ばすためにも、生活習慣病から我が身を守らなくてはなりません。そのためにも、血圧を下げることは重要なのです。

ではどうするか。

血圧を下げるには、薬にだけ頼るのではなく、生活習慣の改善が大切です。

具体的には減塩や十分な睡眠、ストレスのコントロールなど、日々の行動が元気な体を作っていくといえるでしょう。

そこでおすすめなのが、朝フルーツ減塩法です。

外食が多かったり、濃い味付けが好みだったりすると、知らず知らずのうちに過剰に塩分をとっていることがあるものです。

しかし果物を朝食にすれば、どうでしょう。

キウイフルーツをはじめとした果物は、何の調味料を使わずにそのまま食べることができます。当然そのぶん塩分もカットできます。

単純計算ですが、1日3食のうち、朝食を果物にしてしまえばいままでより3分の1、塩分をカットできることになります。

そのうえ胃への負担もなく腸の大蠕動も起こしやすいので、排便習慣がつきます。この大蠕動を朝に起こすということが重要で、自律神経のリズムとも関係し、いい睡眠にもつながります。

おいしく食べて元気になる。キウイなどを朝食に摂ることは、とても簡単でスーパーリッチな減塩法なのです。

全国498組の親子を対象とした、キウイの大規模な調査

キウイフルーツは、ビタミンC、E、カリウム、葉酸、そして食物繊維など体の調子を整えるのに役立つ栄養素を多く含んだフルーツです。

またスムーズな排便のためには、便通改善効果のある食物繊維を「不溶性食物繊維2：水溶性食物繊維1」のバランスで摂ることが理想的です。

ただ**野菜や果物をはじめとした食材には、不溶性食物繊維のほうが多く含まれており、水溶性食物繊維については、意識的に摂ることが必要**です。

その点、キウイフルーツは、100g／約1個分の可食部あたり、不溶性：水溶性＝1・8g：0・7gと、理想のバランスに近い割合の食物繊維を含んでいます。

便通にいいことがわかっているキウイフルーツですが、2012年の6～7月に私は全国498組の親子を対象として、その効果を検証したことがあります。

同調査では、1日1回のお通じがない便秘気味、あるいは便秘の中学生・高校生の子どもとそのお母さんに、1日1個のキウイフルーツを2週間（14日間）継続して食べてもらいました。そしてその後の便通が改善したかどうかを調査しました。

すると、7割弱（68・2％）の方に1日1回以上のお通じがありました。

また体験者の31・2％が3日以内、37・8％が1週間以内にお腹の調子に変化・改善を感じたのです。

また便通改善効果以外に、疲労回復、ニキビの改善、朝スッキリ目が覚めるようになったなど、多くのポジティブな結果が現れました。

さらには親子一緒のキウイフルーツ体験をきっかけに、子どもの便通や健康状態を把握するようになり、親子の会話が自然と増加したとの感想が寄せられたのです。

以下は参加した人のコメントの一部です。

●高校1年女子の母

娘に大きな変化は見えなかったものの、それでもニキビが減ったような。でもお薬を飲まなければ1週間は出なかった頑固なヤツが、薬を飲まなくても2回出た！　なんてことも。

●高校2年男子の母

お通じのほうは、ない日も時々あるようですが、始める前に比べると調子がとても良いようです。お腹が痛いと言うことも、下痢になることもなくなりました。

●中学1年女子の母

ほぼ毎朝排便があるようになりましたし、これからも毎日じゃなくても続けていこうと思っています。

たまたま今回のチャレンジ中、風邪で熱が出てしまったのですが、キウイフルーツなら食べられると言って食べてました。ビタミンなども豊富ですし、年中手に入るようになったのはいいですね。

Part

5

腸が元気になる
生活習慣のコツ

腸は温めれば元気になる

腸の健康のためにまず守らなくてはいけないのは、腸を冷やさないということです。

長年、消化器内科の医師をしていますが、冬の寒さが厳しい1～2月には便秘の患者さんがいつもより増えます。

その理由は、気温の低下による冷えです。

身体中を巡っている末梢血管（細い血管）は、体が冷えると収縮します。すると交感神経が優位になり、腸の働きが悪くなります。

さらに血行も悪くなり、腸へと行く血液量も低下しやすくなるので、なおさら腸はうまく働かないようになります。

そこでまず、おすすめしたいのがお風呂です。

シャワーだけで済ませてしまうという人も最近は多いようですが、腸の健康のためには湯船にしっかり浸かることが大事です。

ただし熱いお湯は交感神経が優位になってしまうので、腸にとってよい入浴法とはいえません。

ポイントは、**38度くらいのぬるめのお湯にじっくり浸かること**です。20～30分ほど半身浴をするのもいいですね。

体が温まるだけでなく、心身のストレスまで癒されます。

また体の芯から温まるので腸への血流もよくなり、腸管の働きも活発になります。免疫力を高めることもできる入浴法といえるでしょう。

ちなみに、湯船にペパーミントを使った入浴剤を入れると、お腹にガスがたまることで起こる腹部膨満感の緩和も期待できます。

腸を温める質のいい睡眠法

睡眠時無呼吸症候群が話題になって以来、睡眠が健康に及ぼす重要性がクローズアップされるようになりました。枕など寝具にこだわる人も増え、「良質な睡眠で健康に」という意識が高まりつつあります。

睡眠中は、体内でさまざまなホルモンが分泌され、体のメンテナンスのために働いてくれます。その代表といえるのが、深い眠りであるノンレム睡眠中に分泌される成長ホルモンです。

このホルモンは、壊れたり古くなったりした細胞を修復・再生してくれるものです。アルコールの代謝・分解に使われた肝臓の細胞を再生するなど、体内の新陳代謝を活発化してくれます。

健康な体作りには、良質の睡眠が欠かせない。わかってはいるものの、なかなか十分な睡眠時間を確保できないのが、忙しい現代人のつらいところです。仕事や家事、育児などで寝るのはいつも深夜、という人も少なくないはずです。

不眠が続けば、その日のうちに解消できたはずの疲れが蓄積され、結果として腸の活動が停滞してしまうことにもなりかねません。

なるべく良質な睡眠をとれるよう対策したいものです。そこで、できるだけ良質の睡眠をとるためのポイントを紹介しましょう。

私たちの体は、日中活動している間は体温が高く、夜になり体温が下がると眠くなるようにできています。この体温低下の幅が大きいほど眠気が強くなり、寝つきがよくなって、スーッと深く寝入ることができるとされています。

そのため、眠りにつく前に体温を上げておくと、脳は体温を下げようと指令を出すため、深い睡眠に入りやすくなります。

体温を下げるためには体中の血液を冷やす必要がありますが、この役割は手足が担っています。汗をかくことにより、気化熱で血液を冷やし、体温を下げるのです。

ちなみに冷え症の人は体温が高くても手足が冷たく、手足からの放熱ができないため体温を下げることができません。そこで、夏でも手袋や靴下をはいて手足の循環をよくして、放熱を促すと体温が下がりやすくなります。

腸が元気になる正しい姿勢

オフィスでのデスクワークの際、パソコン画面を注視するあまり、ついつい前屈みになっていることはありませんか。無意識のうちに足を組んでしまうことはありませんか。また、自宅でも片肘を枕に横になって、テレビを見ていたりすることはないでしょうか。こうした**悪い姿勢が体のクセになると、血行不良の原因になってしまうこともある**ので注意が必要です。血行不良は体にさまざまな悪影響を及ぼします。

特に問題なのが猫背。猫背になると体が前屈みになります。そうするとお腹が圧迫されますから、腸などに負担がかかり、腸の機能が鈍ってしまいます。

姿勢の悪さというのは、なかなか気がつきにくいものです。自分は姿勢がいいほうだと思っていても、加齢や体調不良によりお腹をかばうようになって、だんだん背中が曲がってきているかもしれません。

悪い姿勢によってお腹が圧迫されると、腸だけでなく胃の負担にもなります。食欲不振や胸やけ、さらには便秘にもつながりかねません。また仕事で長い時間座りっぱなしなど、あまり体を動かさない場合も同様に、腸の働きは鈍ってしまいます。

そこで気をつけたいのが、ふだんの姿勢です。正しい姿勢には5つのポイントがあるといわれています。

立ったときに、自分の姿勢が①くるぶし、②膝の中央、③骨盤の出っ張り、④肩の出っ張り、⑤耳の中央、の5つのポイントが一直線に並んでいるかどうかを確認しましょう。真っすぐに並んでいない場合は姿勢が悪いということです。

デスクワークをしているときなら、椅子に深く腰をかけ、背もたれにきちんと背中をつけてみましょう。それだけで姿勢はずいぶんよくなります。パソコンのモニターは見上げるのではなく、やや見下ろすような姿勢をとりましょう。当然、足を組むのもやめてください。

そうしたうえで、前のめりにならないよう、頭の頂点を真上から何かに引っ張られているイメージをしてみてください。

歩いているときも同様に、ピンと背筋を伸ばすようにしてみましょう。姿勢を正すだけでも、腸の調子がよくなっていくものです。

腸が元気になるウォーキング

体を温めて、腸を元気にするのに最適な運動は「ウォーキング」です。年齢や性別などを問わずにできる有酸素運動であり、リラックス効果もあります。

また体に激しい負荷を与える運動ではないので副交感神経が優位になりやすく、腸の働きが高まります。さらに運動の刺激が腸に刺激を与えることで腸の活動も促します。

腸を元気にするウォーキングのポイントは、次の3つです。

- **歩幅をやや広くする**
- **歩くときに腕を大きく振る**
- **少し呼吸が速くなる程度のスピードで30分ほど歩く**

30分も歩けば軽く汗もにじんできます。

このとき水分不足になってしまっては、体にも腸にもよくありません。

ウォーキングをするときは、水分不足にならないように、水分を十分に摂りながら歩きましょう。

加齢や運動不足で腹筋や背筋などの筋力が弱ってしまうと、排便力も弱ってしまいます。ウォーキングは、これらの筋力の維持や増強にも非常に有効です。

腹筋や背筋だけでなく、下半身の筋力の衰えも、腸の冷えや血行不良につながってきます。

なんといっても下半身には、全身の筋肉の70%以上が集中しています。

下半身の筋肉を鍛えることで、代謝が高まり、血液循環もよくなることで、冷えと血行不良を改善することができます。

その意味でも、ウォーキングは最適なのです。

腸が元気になる音楽

私たちが日常生活を送るうえで、ストレスを避けて通ることはできません。

いかにしてストレスを受けずにすむかを考えるよりも、むしろたまったストレスを上手に解消し、リラックスした状態を保つこと、そして、そのために自分に合った方法を探すことのほうが重要なのです。

比較的手軽にできる音楽療法は、その一つといえるでしょう。

音楽はさまざまな力を秘めています。

たとえば、音楽を聴いているときの脳波には、心が落ち着いてリラックスしているときにアルファ波が出ていることがわかっていますし、心地よいと感じる音楽は、免疫力をアップし、代謝を活発にするという臨床報告もあります。

では、どんな音楽を聴くといいのでしょうか。

音楽療法には諸説あり、「ただ好きな音楽を聴く」だけでも効果があるとされていますが、腸をリラックスさせるためには、副交感神経優位にしてくれるような音楽がいいでしょう。

私がおすすめしたいのは、スローテンポで、親しみやすいメロディーを持つ音楽です。たとえば、カフェのBGMとしても流されるボサノヴァのようなタイプです。

ちなみにスローテンポとは、私たちが本能的に心地よいと感じる1分間に60拍前後の、音楽用語でいうスローからミディアムテンポのこと。大人の脈拍が65～80くらいですから、脈拍よりも若干遅いテンポといったところでしょうか。

こうした条件を持つ、ゆったりとしたテンポの楽曲に合わせて、ゆっくり大きく深呼吸をしてみてください。そうすることで自然に心拍数が低下し、体は徐々にリラックスモードになっていくでしょう。

また、音楽は聴くだけでなく、自分が歌うことも効果的な療法になります。コーラスやカラオケなどで大きな声を出して歌えば、呼吸機能を高め、血液の循環を促進させ、ストレスの発散にもなるでしょう。

便秘の解消にも効果的ですので、過度の疲労やストレスなどによって交感神経が緊張を強いられたときには、ぜひ試してみてください。

腸が元気になる腸もみマッサージ

これまで紹介してきたさまざまな方法を試しても、お腹の張りが解消されない人は、腸の横行結腸の部分があるべき場所よりも下に垂れ下がっている可能性があります。その垂れ下がった部分にガスがたまり、抜けにくくなっているためだと考えられます。

そんな状態に有効なのが、腸もみマッサージです。

大腸内視鏡検査は、カメラが大腸に入りやすいよう、腸のなかに空気を送り込んで行います。そのため、検査終了後には大腸内に空気が残ることがあります。

このとき、空気を抜きやすくする処置はないものかと試しているうちに、左半身を上にしてやると、右半身にたまったガスが上昇して左半身に向かうので、滞留していたガスが流れやすくなることがわかりました。

腸もみマッサージは、それを日常生活に応用したものです。

便秘がなかなか解消されないという方もぜひ試してみてください。毎日続けているうちに徐々に効果が表れてきます。

やり方は、次の通りです。

1 横になって左半身を上にし、リラックスします

2 おへそのまわりから、手のひらで時計回りに円を広げていくように、ゆっくりマッサージします

3 2を5分程度繰り返します

このときの手は決して力を入れすぎないように、やさしくさするようにするのがコツです。刺激が強すぎると、腸をほぐすどころか逆に緊張させてしまいます。

リラックスした状態でこそ、腸の蠕《ぜん》動運動をコントロールする副交感神経が活発に働いてくれるのです。

しだいに、ゆったりと深い呼吸になれば、腸も動きだし、たまっていたガスも自然に抜けていくでしょう。

キウイを食《た》べると腸《ちょう》が健康《けんこう》になる！

2019年6月19日　初版第1刷

著　者――――――――松生恒夫《まついけつねお》
発行者――――――――坂本桂一
発行所――――――――現代書林
〒162-0053　東京都新宿区原町3-61　桂ビル
TEL／代表　03(3205)8384
振替00140-7-42905
http://www.gendaishorin.co.jp/

ブックデザイン――――坂川朱音（朱猫堂）
本文イラスト――――亀山鶴子

印刷・製本　㈱シナノパブリッシングプレス
乱丁・落丁本はお取り替えいたします。

定価はカバーに
表示してあります。

ISBN978-4-7745-1785-8 C0047